AF603028

1 8 feuilles

2 Dissertation sur la dissolution de la pierre .. échec de Melle Stephens par M. Le Cat méd.-chirurg Rouen 1739 p. 29
avec la lettre de Mr. Sharp à la p. 5.

DISSERTATION

SUR LE

DISSOLVANT DE LA PIERRE,

Et en particulier

SUR CELUI DE Melle STEPHENS.

Par M. LE CAT, *Docteur en Médecine & Maître Chirurgien, Chirurgien de l'Hôtel-Dieu, Litothomiste & Démonstrateur Royal en Anatomie & Chirurgie à Roüen.*

A ROUEN,

M. DCC. XXXIX.

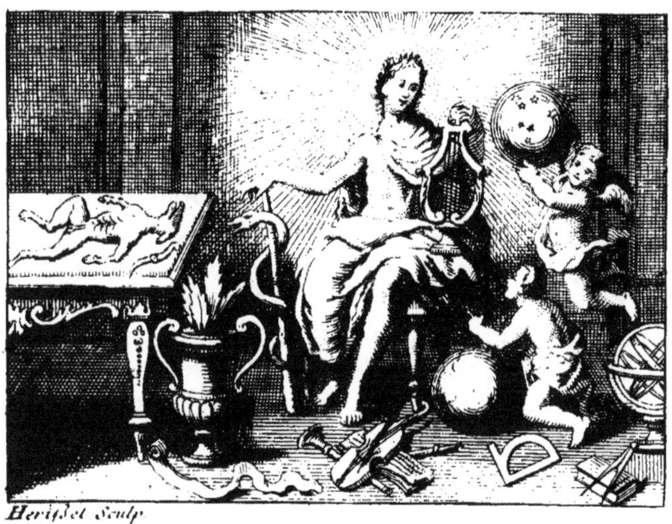

Heriſſet Sculp

DISSERTATION

SUR LE DISSOLVANT DE LA PIERRE,

ARMI les *Remédes ſpécifiques*, Meſſieurs, le *Lithontriptique*, ou le Diſſolvant de la Pierre, eſt un de ceux qui intéreſſe le plus la Chirurgie. L'intérêt que nous prenons à la découverte d'un ſi grand remède ſe

Luë le 21 Septembre 1739. dans une de ſes Leçons ſur les Médicamens.

Son Dissolvant.

trouve encore augmenté aujourd'hui par des circonſtances ſingulières : les Anglois viennent publier une recette décorée du titre de Diſſolvant de la Pierre, & qu'ils ont acheté 114 mille livres, l'Académie des Sciences de Paris, qui fait ſon unique occupation des découvertes utiles, a chargé pluſieurs de ſes Membres d'aprofondir cette matiére, & je me trouve juſtement moi-même propriétaire de la lettre d'un célébre Lithotomiſte de Londres, témoin oculaire des effets du reméde de Mlle Stéphens, & vrai-ſemblablement l'Auteur du grand accueïl qu'on lui a fait. Voilà bien des motifs, Meſſieurs, capables d'exciter votre curioſité, & ce ſont pour moi autant de raiſons qui m'engagent à la ſatisfaire.

Les nouvelles publiques vous ont inſtruits de la compoſition du reméde de Mlle Stéphens, & du bruit qu'il a fait dans toute l'Europe, c'eſt à peu près tout ce que vous pouviés attendre des nouvelles publiques; mais c'eſt à moi maintenant à vous informer de ce qui peut avoir donné lieu à la grande réputation que ce reméde s'eſt acquiſe, s'il la mérite réellement, juſqu'à quel point il la mérite, ſi le *Lithontriptique* eſt un reméde poſſible, s'il eſt réellement exiſtant, & en cas qu'il le ſoit, quelle eſpéce de reméde il doit être, comment il doit opérer, & juſqu'où peut aller ſon pouvoir.

I.

Son Dissolvant.

Fondement principal de la réputation du Remede Anglois.

POUR vous faire l'Histoire de ce qui peut avoir acquis tant de réputation au remède de Melle Stéphens, je n'ai qu'à vous faire la lecture de la lettre que Mr Sharp, Chirurgien Lithotomiste de l'Hôpital S. Thomas de Guys à Londres, m'a écrite dans le tems que Melle Stéphens n'avoit encore ni le grand crédit, ni la grande récompense dont elle joüit à present.

LETTRE De Mr Sharp, &c. à Mr le Cat, &c.

A Londres ce 22 Mars V. S. 1739.

MONSIEUR

Les nouvelles qui regardent la Médecine à cette heure, sont principalement les prétentions d'une Femme qui a un secret, par lequel elle dit qu'elle peut dissoudre la Pierre dans la vessie. Il y a plusieurs histoires des guérisons qu'elle prétend avoir faites; mais il n'y a eu presque personne entre les Médecins célébres qui ait ajoûté foi à ces

SON DISSOLVANT.

cas, jusqu'aujourd'hui, qu'une chose très-particuliére s'est offerte en faveur du reméde. Voici l'affaire...

Un particulier de cette Ville âgé de 57 ans, après avoir eu la Pierre quelques années, fit six mois usage du reméde, pendant lequel tems il a vuidé plusieurs petites écailles de Pierre ; mais ses douleurs continuant toujours, à la fin il s'est dégoûté de l'Ordonnance, & se détermina à souffrir l'opération, laquelle je devois faire : mais les douleurs ne cessant point, & quelques tems après, un flux de ventre survenant, le sujet est mort, trois mois après avoir quitté les remédes. Je l'ai ouvert, & à ma grande surprise, j'ai trouvé une Pierre qui avoit été extrêmement rongée, & détruite jusqu'à environ la troisiéme partie, la Pierre pesant à present une once.

On ne sçauroit dépeindre en paroles l'aparence qu'elle a ; mais la meilleure ressemblance qu'on puisse donner est celle d'un os carié. La vessie étoit tout-à-fait saine. Je l'ai fait voir à la Société Roïale, & presque tout le monde est curieux de la voir. Entr'autres je l'ai montrée à quelques-uns de la Famille Royale.

Je suis, Monsieur,

Votre très-humble, & très-obéïssant Serviteur.

Jam Sharp.

SON DISSOLVANT.

Il y a bien de l'aparence que ce fait observé par Mr Sharp est ce qui a donné tant de vogue au reméde de Melle Stéphens, & lui a occasionné cette généreuse gratification qui a dequoi étonner les François. Avant cette expérience les grands Médecins n'y ajoûtoient point foi ; Mr Sharp a convaincu par sa Pierre dissoute ces grands Médecins, la Société Roïale, la Cour, & la Ville : En effet, son observation est frapante, & il étoit encore réservé à la Chirurgie faite pour l'évidence & les démonstrations, de décider sur le problême le plus équivoque de la Médecine résolu enfin par une Demoiselie.

Réflexions & jugement de M le Cat.

Si ce reméde est universel, notre Art y perd sans doute une des grandes Provinces de son Empire ; mais qu'il est consolant pour un Art qui ne respire que le bien public, de voir le genre humain délivré d'un de ses plus cruels fléaux, & de se voir lui-même exempt d'une opération toûjours terrible, toûjours douteuse, quelques perfections qu'on lui ait données dans ces derniers tems !

Quoique nous ayons été très-heureux dans cette partie de la Chirurgie, nous serons des premiers à mettre en usage les remédes de Melle Stéphens sur ces mêmes pierreux qui viennent tous les ans s'offrir

Son Dissolvant.

à notre Lithotome, * & Dieu veüille qu'il nous devienne entiérement inutile: je ne puis cependant dissimuler que j'ai de fortes raisons de craindre que le succès ne réponde pas pleinement à notre attente. L'histoire raportée par Mr Sharp, toute singuliére qu'elle est, ne prouve autre chose, sinon que ce reméde a produit quelque effet sur cette espéce de Pierre, & dans l'espéce de tempérament qu'avoit ce sujet pierreux; Mais elle ne prouve point qu'il eut pû avoir le même effet dans d'autres circonstances; Ainsi en faisant même grace à ce reméde de la lenteur avec laquelle il a fait si peu de chose, & en reconnoissant généreusement que le *Lithontriptique* Anglois est excellent, je ne crois pas qu'il faille se hâter de dire qu'il est universel; car enfin ce seroit un reméde par trop merveilleux que celui qui, dans le milieu de la vessie, & sans l'endommager en rien, comme l'observe Mr Sharp, fondroit des pierres qui ont la nature du caillou, d'autres qui ressemblent à des racines, & à des nœuds des bois les plus durs, & d'autres qui tiennent de la nature métallique, comme j'en ai tiré plusieurs. Mais n'en demeurons pas, Messieurs, aux simples dehors de cette question; Elle

* *Un des Instrumens avec lesquels on fait l'opération de la Taille.*

mérite que nous tâchions de l'aprofondir, & de porter jusques dans ses détails toute l'évidence dont elle est susceptible.

SON DISSOLVANT.

I I.

La dissolution de la Pierre est possible ; elle a même été quelquefois exécutée, & comment.

Exemple de cette dissolution dans les Ecrevisses.

LA premiére chose qui m'ait parlé en faveur de la possibilité du Dissolvant de la Pierre, est un fait tiré de l'histoire Naturelle, & qui regarde les Ecrevisses. Cet animal qui nous fournit tant de singularités capables de nous éclairer sur la formation, & sur la régénération des parties des animaux, ne nous laisse pas encore au besoin sur le Phénomêne dont il s'agit. Tous les ans vers la mi-Juin, tems où les Ecrevisses commencent à muer, on trouve dans leur estomac deux vessies pleines d'un suc glaireux qui se durcit peu à peu, & forme des pierres qu'on apelle en Médecine des yeux d'Ecrevisses ; En Juillet ces pierres se fondent aussi peu à peu, & par de-là ce mois, on ne les retrouve plus ; Elles sont dissoutes, & dissipées au milieu de ce même estomac, au milieu

Sa Formation.

de ces mêmes liqueurs où elles s'étoient formées. Ces faits raportés dans les Mémoires de l'Académie année 1709. par le célébre Mr Geoffroy, bien informé de toutes ces circonſtances me paroiſſent faire un grand préjugé en faveur de la poſſibilité du Lithontriptique.

Mais en ſupoſant ce reméde poſſible, en quoi peut conſiſter ſon action ſur la Pierre? Dequelle nature doit-il être? Ce ſont là des queſtions qui ne manquent pas de venir à un homme raiſonnable qui commence à croire, & qui ne croit cependant qu'à proportion qu'il voit.

Si les Pierres formées dans nos liqueurs ſont ſuſceptibles de diſſolution, certainement ce ſera toûjours par un mécaniſme tout contraire à celui de leur formation; Ainſi c'eſt par ce premier mécaniſme de la formation de la Pierre qu'il faut aller à celui de ſa diſſolution, dont le miſtére paroît un peu plus obſcur.

Mécaniſme de la formation de la Pierre.

Tous les hommes, tous les animaux portent dans leur urine, & en général dans toutes leurs liqueurs ſubalternes le germe, le principe de la Pierre; parce que toutes leurs liqueurs ſubalternes contiennent des ſouphres groſſiers, des terres, & des ſels fixes, dont l'union étroite ne peut manquer de former un corps très-compacte, très-ſolide.

SA FORMATION.

L'expérience la plus triviale nous découvre dans l'urine ces matereaux de la Pierre, & le principe de ſa formation. L'urine récente dépoſée dans un vaſe, & expoſée à l'air s'y refroidit, s'y décompoſe, & laiſſe tomber ſur les parois du vaſe une matiére groſſiére qu'on apelle le *Sédiment* de l'urine : Ce Sédiment examiné paroît fait d'une terre ſabloneuſe, d'un ſel ammoniacal, d'un ſouphre, ou d'une huile fœtide, & d'un mucilage glaireux : ces derniers lient enſemble les terres, & les ſels à la façon des colles fortes, ou des maſtics ; car les colles, & les maſtics ne ſont auſſi que des mucilages, des ſouphres, des gommes, des réſines. Le Sédiment de l'urine ainſi compoſé ſe précipite contre les parois du vaſe ; & de pluſieurs couches de ce Sédiment ſe forme à la fin la croûte pierreuſe qu'on remarque au fond de ces vaſes. Cette croûte pierreuſe ne différe en rien du noyau, & des couches qui forment la Pierre des reins, & de la veſſie ; ainſi l'une & l'autre concrétion eſt évidemment formée du Sédiment de l'urine, l'une & l'autre a pour cauſe la décompoſition de l'urine principe de ce Sédiment. Il ſuffit donc pour être ſujet à la Pierre, que l'urine, ou une portion de l'urine ſe décompoſe dans le rein, ou dans la veſſie de la même façon que nous la voyons ſe décompoſer dans un

Sa Formation.

verre peu de tems après qu'elle eſt renduë.

Sçachons comment s'exécute cette décompoſition de l'urine expoſée à l'air.

Ce Tartre groſſier, qui trouble une urine refroidie n'étoit pas moins contenu dans cette urine, lorſque vous la rendiez, & qu'elle vous paroiſſoit de la plus belle couleur, de la plus belle tranſparence; Qu'eſt-il donc ſurvenu à cette urine? Rien autre ſinon qu'elle s'eſt refroidie; Elle a perdu cette chaleur, cette matiére active qui agitoit ſes molécules groſſieres, qui les diviſoit en particules imperceptibles, & les tenoit ſuſpenduës, & éparſes dans le liquide, à peu près comme le Soleil dans un beau jour d'Eté diſſipe les nuâges, ſubtiliſe les vapeurs groſſiéres de la terre, les tient éparſes, & ſuſpenduës dans l'Atmoſphére d'une façon imperceptible, & nous donne par-là un Ciel pur & ſerein.

Mais dès que cette chaleur abandonne l'urine, ſes principes groſſiers qui ceſſent d'être diviſés, ſuſpendus, ſe réüniſſent, ſe précipitent, & forment les nuâges, & le Sédiment de l'urine: ce qui reſte de mouvement dans cette liqueur n'eſt plus employé qu'à apliquer ces molécules groſſieres les unes ſur les autres, à cuir, pour ainſi parler, les ſouphres, & les mucilages qui les lient, & à les maſtiquer enſemble.

SA FORMATION.

L'urine ainſi refroidie , & décompoſée reſſemble à l'air d'un de ces jours d'Hiver, où la foibleſſe des rayons du Soleil laiſſe condenſer les vapeurs de la terre par le froid, & nous livre par-là aux broüillards, aux nuâges , aux frimats image du Sédiment de nos liqueurs , & enfin à la grêle eſpéce de Pierre formée dans l'Atmoſphére, comme le *Calcul* * ſe produit dans l'urine.

Il eſt ſi vrai que c'eſt le deffaut de chaleur qui trouble l'urine , & forme le Sédiment, que ſi vous verſez, ſur une urine trouble & refroidie, de l'eau chaude, vous rendez à cette urine ſa premiére tranſparence, ſa premiére beauté, en rendant à ſes principes groſſiers la chaleur, le mouvement, la diviſion qui les tenoient ſuſpendus, épars & inviſibles.

Cauſes premiéres de la Pierre.

Il ſe formera donc une Pierre dans tous ceux en qui l'urine, ou une portion de l'urine manquera de cette chaleur, de ce mouvement dont la privation lui fait perdre ſa tranſparence , & produit ſes nuâges , ſon Sédiment, ſource fatale de la concrétion pierreuſe.

Or , ce manque de chaleur arrive . . . . . . ou par le *Tempérament* généralement *foible* privé d'une chaleur ſuffiſante, comme dans les enfans , & les vieillards qui ſont auſſi plus ſujets à la Pierre . . . . .

* *Terme de l'Art qui ſignifie la Pierre.*

SON PRESERVATIF.

. . . Ou par un *vice particulier* tombé ſur les organes de l'urine , tel que ſeroit une affection rhumatiſmale, une colique néphretique , qui prive toûjours les parties où elle ſe trouve d'une portion de leur chaleur naturelle , une rétention volontaire , ou involontaire de l'urine qui lui occaſionneroit un trop long ſéjour , &c. . . .

. . . Ou par un *corps étranger* introduit, ou formé dans les organes de l'urine; car on ſçait par expérience que la ſurface d'un tel corps arrête le mouvement , éteint la chaleur de la couche d'urine qui l'environe, qu'il ſe forme dans cette couche un Sédiment qui s'attache à la ſurface du corps ; celui-ci s'incruſte donc peu à peu de pluſieurs couches d'un pareil Sédiment , & forme ainſi le noyau d'une Pierre : Voilà comme il eſt arrivé que pluſieurs Lithotomiſtes ont trouvé des Pierres qui avoient pour noyau une balle à fuſil , un morceau de ſonde de plomb , un tuyau de pipe, & pluſieurs autres corps ſemblables.

Ces principes évidents de la formation de la Pierre une fois poſés , on en déduit naturellement le mécaniſme de l'action des remédes qui peuvent préſerver de cette concrétion , ou la diſſoudre quand elle eſt formée.

Puiſque les diſpoſitions des organes qui forment la Pierre viennent d'un deffaut de chaleur naturelle, ou dans l'habitude générale par l'âge, & le tempérament, ou dans les organes de l'urine par quelque vice particulier ; il s'en suit que le Préservatif de la Pierre sera un reméde capable de vivifier, de rendre la chaleur naturelle, de détruire les obstacles qui éteignent cette chaleur, & qu'il faudra que ce reméde soit aproprié à l'espéce du deffaut qu'on observera dans le sujet : Ce général suffit ici, notre sujet principal étant la dissolution de la Pierre.

Son Preservatif.

Dissoudre une Pierre, c'est désunir les molécules tereuses dont l'union forme cette concrétion ; cette union est formée par un souphre, un mucilage recuit, mastiqué avec ces molécules téreuses ; ce mastic se fait par la compression du fluide environnant qui aplique, & joint les matereaux, & par l'action des sels, & du reste de la chaleur qui serre ces principes, les entasse, en chasse les fluides aqueux, & en fait par-là un tissu compacte. La matiére de ce mastic est, comme on a vû, le souphre, le sel, & la terre de l'urine ;le mastic naturel, les gommes, les résines, les bitumes ne sont point composés d'autres matiéres, & la Chimie en fait d'artificiels par un semblable mélange ; par exemple, avec de l'esprit de vin, & l'esprit volatil d'urine mêlés, on fait un mucilage subtil, ou une

Son Dissolvant.

gomme fine ; avec de l'huile d'olive, & la liqueur de sel fixe de Tartre, on fait un Savon, ou une espéce de gomme épaisse: avec parties égales d'huile ordinaires, d'acide de vitriol, & d'huile de therébentine long tems digérées & distilées, on a dans le fond de la Cornuë, après la distilation, un bitume qui se durcit en une masse noire & solide.

Pour décomposer la concrétion pierreuse formée, liée par un semblable mastic, il faut commencer par ramollir ce mastic, cette cole, & cela par une manœuvre toute oposée à celle qui a formé la concrétion ; il faut ouvrir les pores de ces souphres, de ces mucilages durcis, il faut y faire rentrer les parties aqueuses, & dès-lors ce mastic reprendra sa premiére molesse, sa premiére fluidité, semblable à la cole qu'on a détrempé dans l'eau : Or sitôt que ce mastic sera devenu moû, fluide, il cessera de retenir les molécules terreuses, & celles-ci se séparant les unes des autres se répandront dans les urines, & feront disparoître le corps solide qu'elles formoient : s'il arrive que le Dissolvant de ce mastic n'ait pénétré que çà & là dans certains pores de la Pierre plus ouverts, les molécules ne se détacheront non plus que par intervales, ce qui formera par la suite une Pierre comme criblée, ou vermoulüe, mouluë, telle qu'étoit celle que Mr Sharp a observé ; si la Pierre, ou le Dissolvant du mastic sont tels que celui-ci, puisse se glisser entre les couches de la Pierre, il la fera tomber par écailles ; Enfin, si le Dissolvant peut pénétrer tout d'abord par différents pores profonds jusqu'au centre de la Pierre, & en fondre presque en même tems tout le mastic, le monceau de molécules qui forme cette concrétion n'étant plus soûtenu par cette cole, il s'écroülera de lui-même, ou par son propre poids, comme un monceau de sable, & la Pierre devenuë gravier s'écoulera bien-tôt par les canaux de l'urine.

Son Dissolvant.

Il ne nous reste donc plus pour connoître à fond la nature, & l'action du Lithontriptique qu'à découvrir les espéces de drogues qui ont la vertu de pénétrer, & de fondre les matiéres mucilagineuses, sulphureuses, gommeuses, qui forment le mastic de la Pierre.

La nature & l'action du Lithontriptique.

Or l'histoire naturelle & la Chymie nous aprennent que les sels âcres, lixiviels, que les matiéres savoneuses, alkalines, joüissent de ce privilége, le plus petit Chimiste sçait que les Alkalis sont les Dissolvants des souphres, des gommes, des mucilages ; les Chirurgiens memes éprouvent cet effet dans les Poudres avec lesquelles ils nétoïent les viscosités des plaïes ; il n'y

SON DISSOLVANT.

a pas jusqu'aux Dégraisseurs des habits qui connoissent par une expérience journaliére la force des matiéres savonneuses, lixivielles, alkalines pour fondre les souphres, les huiles, les graisses dont ils enlévent les taches faites aux étofes.

Le célébre Mr Geoffroy Médecin, pour expliquer pourquoi toute substance sulphureuse est dissoute par le sel Alkali, suposoit que les molécules alkalines sont sphériques, & épineuses ; il disoit qu'avec une telle figure ils ne peuvent se mouvoir entre les floccons filamenteux du souphre sans emporter quelques-uns des fils avec eux, sans diviser, & déchirer peu à peu le floccon sulphureux, & enfin sans dissoudre toute la substance sulphureuse faite de ces floccons. Ce sera donc parmi les Alkalis, & les Savoneux qu'il faudra chercher les Dissolvants du mastic de la Pierre.

Nous avons des expériences qui établissent encore plus nettement cette nature alkaline du Dissolvant. On éprouve par le mélange de différentes liqueurs avec les urines, que les acides en épaississent le Sédiment, lui donnent une couleur plus forte, & comme rougeâtre : les sels Alkalis au contraire relâchent la teinture de l'urine, ils rendent le Sédiment moins épais, plus mobil, & plus blanc ; quelquefois même ils le divisent totalement, le font disparoître, &

rendent à l'urine la plus trouble ſa premiére transſparence ; les Alkalis volatils ſont encore plus efficaces dans cette opération que les Alkalis fixes.

SON DISSOLVANT.

Le Sel ammoniacal qui domine dans l'urine n'eſt autre choſe qu'un ſel volatil urineux ſoulé de ſel acide ; tant que cet eſprit volatil eſt animé par la chaleur, il tient les ſouphres, & les terres de l'urine diviſés, & imperceptibles, comme on a vû ; mais quand le froid éteind ce volatil, alors l'acide fixe ces ſouphres, & ces terres, & il ſe forme un Sédiment comme on le voit faire dans l'expérience précédente ; de ce Sédiment, & de ces ſouphres fixés viennent la Pierre, & ſon maſtic. Lorſque vous verſez ſur ces matiéres, des Alkalis, ils abſorbent les acides coagulants, ils déchirent, & liquifient les ſouphres coagulés, & rendent à ces principes leur premier état : l'opération desAlkalis ſur le Sédiment de l'urine dépoſé dans un verre eſt donc l'image de l'action du Lithontriptique ſur la Pierre de la veſſie, & ce Lithontriptique ne peut être lui-même qu'une matiére alkaline liée à quelque huile, à quelque volatil pénétrant qui lui ſerve de véhicule, & d'introducteur.

Le grand Sydenham avoit une Pierre dans le rein ; il avoit aparemment les mêmes idées que nous ſur le maſtic de la Pierre ; il étoit auſſi perſuadé que les Savoneux en étoient

Son Dissolvant.

les Diſſolvants, & il penſoit que l'action de la Manne dépend de ſa qualité ſavoneuſe. Il fit un grand uſage de la Manne, & rendit enfin ſa Pierre du rein fonduë en gravier.

Un curieux de mes Amis, mais de ces vrais curieux, qui joignent le goût aux lumiéres, & les talents au loiſir & aux commodités, cet heureux Ami, dis-je, en ſuivant, à ce que je crois, l'idée de Sydenham, a tiré de la Manne, par une métode particuliére, un eſprit qui ſert de baze à la compoſition d'un Diſſolvant de la Pierre: il fait entrer dans ce reméde quelqu'autres matiéres analogues, mais qui n'ont aucun raport à celles de Melle Stéphens: je lui ai donné pluſieurs Pierres de celles que je tire tous les ans, parmi leſquelles il y en avoit une tirée depuis cinq ans, & par conſéquent durcie conſidérablement à l'air; il l'a miſe dans ſa liqueur, elle a été réellement démolie, & fonduë en un tas de graviers que j'ai vû de mes propres yeux; & cependant mon Ami, dans ce tems-là, n'avoit pas encore porté ſon reméde à ſa perfection; il y travaille actuellement, malgré la découverte de Melle Stéphens qui ne l'a point découragé, & qui ne l'empêchera peut-etre pas dans la ſuite de le propoſer au public, ainſi que pluſieurs autres remédes dont il y a lieu d'eſpérer dans la Médecine une efficacité singuliére. Son Lithontriptique se prendra intérieurement aussi facilement que l'eau pure, & quand il ne seroit qu'aussi puissant que celui de Melle Stéphens, il seroit de beaucoup préférable par la commodité de le préparer en tous tems, & par la grande simplicité de sa composition, & de son usage.

SON DISSOLVANT.

Parcourez tous les remédes qu'on vante pour la Pierre, vous les trouverez tous composés d'âcres, d'Alkalis, de Sels lixiviels, de matiéres Savoneuses, &c. Quoi de plus âcre, & de plus pénétrant que les sucs d'Oignons blancs si employés contre la Pierre, & la Gravelle ? Quoi de plus alkali que les Ecailles d'œuf, les Limaçons dont Melle Stéphens fait usage : Elle joint à cela du Savon d'Alicante, du Miel, des Plantes qui abondent en Sel nitreux très-pénétrant ; d'autres estiment comme un bon Lithontriptique le Caillou qui ne peut être qu'alkali ; d'autres prescrivent la poudre de vieille Pipe à fumer qui est encore un alkali absorbant joint à l'Huile, & au sel âcre du Tabac, dont cette terre est imbuë par l'usage, ce qui forme encore une sorte de Savon très-pénétrant.

C'est donc une chose constatée que le Dissolvant de la Pierre est une matiére alkalino-volatile, savoneuse, que les raisonnemens de la plus saine Physique expliquent

Son Dissolvant.

très-bien l'action dissolvante de cette sorte de remède sur le mastic de la Pierre, & que les expériences tant de la Chymie que de la pratique Médicale confirment la possibilité, & même la réalité de ces dissolutions.

Nous avons déja cité quelques-unes de ces expériences qui prouvent qu'on a réellement fondu par des remédes intérieurs quantité de Pierres dans la vessie, bien avant que Melle Stéphens s'en mêlât : Il n'y a point de pays qui n'ait plusieurs histoires de cette espéce, & des histoires raportées par des Personnes dignes d'être cruës. Je n'aurois jamais fait, si je voulois vous en donner le recueïl, je me contenterai d'une seule, mais bien autentique qui s'est passée sur une personne de distinction de cette Ville. M[r] L * * Conseiller au Parlement, fut à Paris à l'âge de 16 ans, pour se faire tailler ; Il s'adressa à Mr Colot qui étoit le plus en vogue pour cette opération ; Mr Colot le sonda , & lui trouva une Pierre des plus évidentes ; Il conseilla au Malade de se reposer quelque tems ; & il lui prescrivit le régime qui convenoit pour le préparer à l'opération : Un de ses Amis arrive, & lui vante comme un Dissolvant assûré un remède dont il avoit la recette ; M[r] L * * consentit d'essayer d'un remède qui ne l'exposoit qu'à n'être point taillé, & c'est un inconvenient dont il vouloit bien courir les rifques : il prit donc de la graine d'Oignon blanc infufée en grande quantité dans le vin blanc, & mangea dans fa foupe, & dans fes alimens de cet oignon en abondance : Son urine devint extrêment trouble, & chargée de graviers ; fes douleurs diminuérent bien-tôt, & difparurent enfuite totalement : Enfin au bout d'un mois, fon urine reprit fa tranfparence naturelle. Ce fut vers ce tems-là que Mr Colot revint ; le Malade ne l'avertit point de ce qui s'étoit paffé, il voulut être fondé de nouveau, & donner à ce Lithotomifte la furprife de ne lui point trouver de Pierre dans la veffie ; ce qui arriva, au grand étonnement de Mr Colot, à qui il conta enfuite l'avanture. M[r] L * * a donné depuis ce tems-là fon reméde à plufieurs particuliers de Roüen qui en ont été guéris comme lui, & qu'il m'a nommés ; mais fon hiftoire nous fuffit ici : quelques vrayes que foient les obfervations de cette efpéce, on ne fçauroit trop les choifir, & ce n'eft encore qu'aprés l'éclat que vient de faire Melle Stéphens qu'on ofe les raconter tout haut.

SON DISSOLVANT.

Son Dissolvant.

III.

La rareté d'un vrai Lithontriptique, & les bornes de sa puissance.

MAlgré tant de vérités, Messieurs, que je viens de vous exposer en faveur du Dissolvant de la Pierre, combien en ai-je tiré à des gens qui n'avoient, pour ainsi dire, vécu que d'Oignon blanc, de sa graine, de coquilles d'Oeuf, & de Limaçons, de poudres de vieilles Pipes à fumer, de Percepierres, & de tant d'autres remédes vantés pour infaillibles? Car, pour le dire en passant, la recette de Melle Stéphens n'est nouvelle que par l'assemblage, & l'ordre qu'elle a donné à plusieurs remédes déja connus pour spécifiques à cette maladie : Or si tous ces spécifiques ont été si souvent employés en vain, ce n'est point qu'ils ne méritassent quelque confiance, qu'ils ne fussent bons pour dissoudre certaines Pierres, qu'ils ne l'eussent fait réellement quelquefois, mais c'est précisément que parce qu'ils ne l'ont fait que *quelquefois*; & j'ose assurer que les Lithontriptiques les plus puissants en seront toûjours réduits-là, & qu'il n'en est aucun d'universel, sans en excepter celui de Melle Stéphens.

Son Dissolvant.

Après ce que vous venez d'entendre du pouvoir des Alkalis volatils, & des remedes Savoneux ſur le maſtic de la Pierre, il vous ſemble peut-être qu'il n'eſt plus queſtion que de prendre du Savon, & des autres remedes raportés ci-devant pour être délivré de la Pierre : mais que de difficultés encore à ſurmonter du côté de la Nature de la Pierre, du côté des diſpoſitions de l'habitude du Sujet pierreux, & du côté du choix de la drogue apropriée à toutes ces circonſtances !

Vous n'ignorez pas quelle route le médicament doit parcourir avant d'arriver à la veſſie, quelles altérations il doit recevoir des opérations de l'eſtomac, des inteſtins, de la circulation dans les vaiſſeaux : Vous ſentez donc que pour faire un Lithontriptique, il faut un choix entre tous ces remédes tel que l'altération ſoufferte par les fonctions de l'Oeconomie Animale ne lui ôte pas ſa diſpoſition diſſolvante ; je dis plus, il faut au contraire que cette altération ſoit juſtement ce qui donne à la drogue choiſie la préparation qui lui eſt néceſſaire pour devenir efficace ; il faut que toutes nos liqueurs deviennent empreintes de cette qualité diſſolvante, que nos fluides vivifiants ſoient liés aux particules actives de ce reméde, qu'ils ſoient aſſociés à ſes opérations, qu'ils ſoient eux mêmes en-

Son Dissolvant.

tiérement métamorphosés en Lithontriptiques, comme il arrive aux Ecrevisses qui dans le même tems que la dissolution de leur Pierre se fait dans l'estomac, sont aussi exposés à une espéce de dissolution générale qui leur fait dépoüiller leur estomac même, dont ces animaux changent, comme le Serpent change de peau.

Vous voyez, Messieurs, que la dissolution d'une simple petite Pierre exige que toutes les liqueurs de l'Animal soient Lithontriptiques, qu'il y ait chez lui une disposition à la fonte génerale ; & sans doute que vous n'êtes pas gens à croire que chez nous le remede fondant se destine aux seuls organes de l'urine par prédilection, & à l'exclusion de tous les autres.

Si cette disposition génerale de nos liqueurs, si cette association, cette coopération de nos fluides n'étoit pas essentielle à l'efficacité du *Lithontriptique* ; Enfin si l'effet de ce remede ne dépendoit que de lui-même, il y auroit une voye bien plus courte, bien plus sûre de la rendre efficace, en le portant droit à la Pierre par une injection dans la vessie ; mais non, il ne faut pas douter que cette voye simple n'ait été tentée mille, & mille fois, & qu'elle n'ait toûjours été infructueuse, parce que le Lithontriptique injecté dans la vessie manque de cette association précieuse de nos fluides qu'il acquiért en circulant avec eux, & que faute de cette aſſociation l'urine qui deſcend continuellement dans la veſſie, & qui n'eſt rien moins que Lithontriptique, eſt ſeule capable de pervertir le remede, & d'éteindre ſa vertu ſpécifique. Il faudra donc toûjours en revenir à la métode reçuë qui eſt de procurer à toutes nos liqueurs, à tous nos fluides la qualité Lithontriptique; & pour cela, Meſſieurs, que de difficultés dans le choix des remedes, dans leur combinaiſon, dans la ſuite de leur adminiſtration! Quand on y refléchit, à peine oſe-t on trouver poſſible une découverte qui dépend de la juſte rencontre de circonſtances auſſi nombreuſes, auſſi délicates, & auſſi obſcures.

SON DISSOLVANT.

Enfin, je ſupoſe que par ſagacité, ou par hazard, vous avez ſurmonté tous ces obſtacles; vous avez conduit heureuſement un Lithontriptique convenable dans toutes nos liqueurs, & juſqu'à la Pierre: il reſte maintenant à ſçavoir ſi ces batteries que vous avez pouſſées avec tant de bonheur juſqu'au corps de la place, ne feront pas des efforts inutils contre ſes ramparts redoutables.

Cette même Chymie, qui nous fait voir que les matiéres Savoneuſes, Lixivielles, Alkalines diſſolvent les concrétions Sulphureuſes, Réſineuſes, Bitumineuſes, nous

Son Dissolvant.

aprend aussi que, quand ces concrétions sont parvenuës à une extrême dureté, telle que celle des Cailloux, & des Métaux, l'action de ces premiers Dissolvants devient parfaitement inutile, & que les Corrosifs les plus puissants sont à peine suffisants pour ces dernieres dissolutions : Or, de tels Corrosifs portent une mort assurée dans les Animaux, comme tout le monde sçait ; il faut donc statuer encore que quelque merveilleux que soit un Lithontriptique trouvé, il n'y en aura jamais qui soit capable de fondre les Pierres de la nature du Caillou, de la nature Métallique, & autres d'une dureté extrême.

Conclusion de cette Dissertation.

Jugement sur les Lithontriptiques en général.

Enfin, Messieurs, la découverte de Melle Stéphens ne me fera point changer le langage que je vous ai tenu sur cette matiére l'Hyver dernier dans mon cours public d'opérations. » Il ne faut, ai-je dit » alors, ni donner une croyance imbécile à tout ce qu'on debite sur les Lithontriptiques, ni refuser de croire des faits avérés par des Personnes dignes de foi. Il » est des Lithontriptiques, mais il en est » bien moins qu'on ne croit, & les meilleurs » qu'on ait seront toûjours sujets à nous » manquer souvent de garantie.

SON DISSOLVANT.

Sur celui de Melle Stéphens.

Neanmoins, Meſſieurs, il ſuffit que le reméde de Melle Stéphens ſoit plus puiſſant, & moins borné que les autres Lithontriptiques trouvés juſqu'ici, pour que je le conſeille, & que je l'employe moi-même avec la plus grande confiance; car en ſupoſant qu'il diſſolve preſque toûjours les Pierres molles, ce qui eſt poſſible, voilà dès-lors un reméde qu'on ne ſçauroit trop payer, trop loüer, trop employer, tant pour la Pierre de la veſſie, que pour la Gravelle qui eſt moindre, & ſur-tout pour la Pierre des reins qui n'a point d'autre reſſource que ce reméde: D'ailleurs le plus grand nombre des Pierres que nous tirons de la veſſie ſont des Pierres molles; ce genre de Pierres eſt ſujet à caſſer dans les *Tenettes*,* à obliger l'Opérateur de reporter pluſieurs fois les Inſtruments dans la veſſie, & d'expoſer la vie du Malade aux plus grands dangers; ce divin reméde débaraſſeroit donc le genre humain du plus grand nombre de cette terrible maladie, & la Chirurgie des plus infortunées de toutes ſes opérations: Quel bonheur pour l'une, & pour l'autre.

* *Inſtrument avec lequel on ſaiſit & tire la Pierre.*

www.ingramcontent.com/pod-product-compliance
Ingram Content Group UK Ltd.
Pitfield, Milton Keynes, MK11 3LW, UK
UKHW021034260726
13994UKWH00005B/2153